感谢加布丽埃勒、朱斯坦、吕卡、泰奥、阿尔邦和
蒂博为此书贡献了很多有趣又很重要的问题。
——弗洛伦斯·皮诺

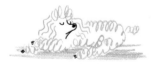

[法] 弗洛伦斯·皮诺 著   [法] 塞弗兰·阿祖兹 绘   陈剑平 译

智商的秘密

Intelligence

快去找吧!

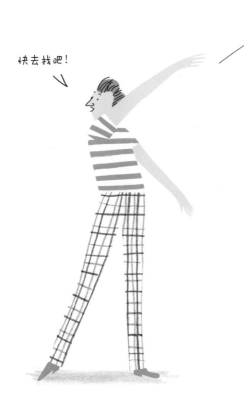

中国友谊出版公司

图书在版编目（CIP）数据

智商的秘密 /（法）弗洛伦斯·皮诺,（法）塞弗兰·阿祖兹著;陈剑平译. -- 北京:中国友谊出版公司, 2021.7

ISBN 978-7-5057-5252-8

Ⅰ.①智… Ⅱ.①弗… ②塞… ③陈… Ⅲ.①脑科学 Ⅳ.① R338.2

中国版本图书馆 CIP 数据核字 (2021) 第 123253 号

著作权合同登记号　图字:01-2021-3074

Question d'intelligence © Actes Sud, France, 2017

by Florence Pinaud and illustrated by Séverine Assous

Simplified Chinese rights are arranged by Ye ZHANG Agency (www.ve-zhang.com)

本中文简体版版权归属于银杏树下（北京）图书有限责任公司。

书名	智商的秘密
著者	［法］弗洛伦斯·皮诺
绘者	［法］塞弗兰·阿祖兹
译者	陈剑平
出版	中国友谊出版公司
发行	中国友谊出版公司
经销	新华书店
印刷	天津图文方嘉印刷有限公司
规格	889×1194 毫米　32 开
	2 印张　55 千字
版次	2021 年 7 月第 1 版
印次	2021 年 7 月第 1 次印刷
书号	ISBN 978-7-5057-5252-8
定价	42.00 元
地址	北京市朝阳区西坝河南里 17 号楼
邮编	100028
电话	（010）64678009

目 录

注：本书中智力测试的例子是作者根据现有的智力测试重新编订的，不是专业的测试题。

它好像
不太聪明啊！

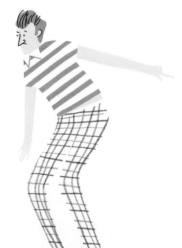

介绍

天才、傻子、聪明、愚蠢，这些我们耳熟能详的词，似乎已经成为评判智力的代名词。不过，智力究竟是怎么回事？是什么在我们头脑中负责思考并帮助我们学习？如何才能变得聪明？我们的智力都是一样的吗？目前的科学没有给出所有答案。我们还不太清楚大脑是如何工作的，所以智力也还是个谜。科学家们对智力没有一致的解释。生物学家提出，智力是大脑的一种活动，包括理解、记忆、交流和解决问题。心理学家还有另外的解释，有些心理学家认为智力只有一种形式，那就是人学习和理解自己喜欢的很多东西，比如数学、语言、体育、音乐等；而其他心理学家认为，人应该有多种智力。对于学生，智力可能只意味着理解书本上的知识、掌握最新版本的游戏，以及待人幽默风趣。对于家长，孩子的智力更多体现为在家的表现和在校的成绩。

做数学题的学生、检查感冒原因的医生、修理电器的工人和寻找海上路线的船员，他们提升智力的方法各不相同。在本书中，你将会发现与此相关的知识。你将知道人们如何思考，如何测定智力水平。比如，我们通常认为，学生的智力表现为在课堂上思维敏捷，但值得注意的是，智力还表现为能够认识自我、理解他人、具有创造力……

智力是什么？

智力和美貌有一点相似，大家都认为自己了解它，但没人说得清它到底是什么。评判智力的标准也随着人、国家和时代不同而变化。智力代表很多不同的能力。人们面对不同的问题有不同的解决方案，各显其能。有的人阅读家具安装的指导手册毫无困难，却对安装家具一筹莫展；而有的人正好相反，怎么也看不懂说明书，可到了组装衣柜的时候却手到擒来。

《拉鲁斯词典》

根据《拉鲁斯词典》的解释，智力是人适应环境并根据情况做出反应的能力。这几乎是个谁都不得罪的解释。自从开始研究智力，人们就对智力的定义莫衷一是。有人甚至认为，有多少人研究智力，就有多少种针对智力的定义。

学习 + 创造 + 记忆……

一个法国的研究者说智力包含了多种能力：
- 学习能力。
- 解决新问题的创新能力。
- 记忆能力。
- 表达抽象或不存在的事物的语言能力。
- 空间定位能力。

聪不聪明？各有各的聪明

有些人喜欢学习，有些喜欢分析情况，有些喜欢讲大道理，而有些喜欢搞笑。每个人都有自己的智力表现方式。当你觉得某个人聪明，通常是因为你与他的思考方式一样。我们总会忽略世界上有不同种类的智力。能够回答老师提出的问题是一种智力，知道老师为什么提问也是一种智力。

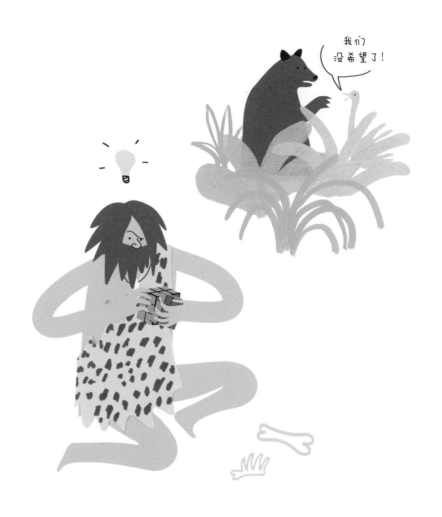

思考是为了生存

人们提高智力，是因为要在地球上生存。很多科学家对此深信不疑，因为远古的智人既不那么强壮，跑得也不那么快，又没有很强的恢复能力，很难捕捉到猎物，同时很容易成为猛兽的盘中餐。开发大脑是他们的解决方法。为了生存，我们的祖先开始说话、集体狩猎、使用火种、圈养家畜，并逐渐发明词语用来沟通，这在很大程度上加快了学习速度。最后，智人完全适应了环境，足迹遍布全球。

如何才能变得聪明？

孩子出生时，对外部世界会感到陌生。通过不断的观察，他们开始了解这个世界。渐渐地，他们知道旁边的人是谁，看到的东西是什么、做什么用的。他们知道铃铛能发出悦耳的声音，却不能吃；巧克力发不出美妙的声音，但味道却不错。小孩会不断地观察周围，记下有意思的东西，然后把事物互相联系起来。他们先学会了吃饭、走路和说话，然后开始学习读书、写字和思考。就这样，孩子变得聪明起来。人类还在母亲肚子里时，几乎就开始不断学习了。

为什么人要思考？

思想和智力都是大脑的产物，它们让我们知道物品之间的区别、想法之间的关系。通过把周围的事物分类（活的或死的，陌生的或熟悉的，安全的或危险的，能吃的或不能吃的，能做的或不能做的……），大脑很快就会了解周围的东西是什么（是人，是狗，还是玩具）。当把奶瓶和鼓鼓的肚子联系起来，小孩就知道这个瓶子能填饱肚子。当房间的门开了，他就知道会有人走进来，也就是说，"脚步声 + 门开了 = 有人进来"。这些简单的联系让孩子逐渐理解这个世界，并开始思考。

每个年龄阶段都不一样

小学的孩子能够准确地认识时间，可在幼儿园的时候却不那么容易。年龄大一些的孩子已经学习了一段时间，理解得快也是正常的。大孩子并不比小孩子聪明，只是学习的东西多而已。

可以借我玩吗？

通过尝试不同的方法，人们会变得越来越聪明，还能解决比较困难的问题。例如，当一个人向朋友借玩具，对方却无动于衷时，他会大喊大叫，再次提醒。但如果朋友还是装作没有听见，就要

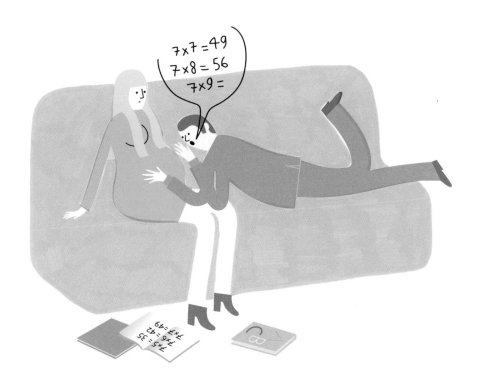

再想其他办法。例如拿电子游戏作为交换，或者让别人去喊他，又或者琢磨为什么他不想借。总之，人们会利用各种办法来达到目的。

在玩中学？

在游戏中学习有时比课堂上的效果要好，这是因为我们的目的不同。玩的时候，由于想要取得胜利，我们会更全力以赴。因为人向往成功的快乐时，大脑变得更活跃，所以我们在玩耍中会学得更快。例如，小孩在和小动物玩的时候能学会数数，在玩乐高积木时能学会一些几何知识。

智力能带来快乐吗？

大人总认为智力高的人会比较严肃，而那些天天嘻嘻哈哈的人不仅无知，还有一点蠢，是"傻人有傻福"，就好像智力和快乐势不两立一样。这种想法是错误的。当人变得聪明，能更快地解决问题时，他们就会感到非常快乐。

大脑中发生了什么？

每次我们学习新课或者做练习的时候，大脑都会工作。大脑位于我们的颅骨中，成年人的大脑约为 1.3 公斤，看起来像一块白色的大海绵。根据脑成像显示的颜色，神经细胞聚集的部分被叫作"灰质"。大脑就像我们身体的总指挥，控制着所有的神经反射、行动和语言。它接受我们感知到的信号，并把信号转化为形象、味道、声音等。正是因为大脑把接收到的信息和记忆中的信息连接起来，我们才能更好地思考。

神经回路

神经元是大脑里最重要的细胞。大脑中的神经元数量大约有 1000 亿，相当于世界人口数量的近 14 倍。有些神经元负责分析我们感知到的外部信息，然后把重要的传递给大脑的其他部分。这些神经元中管道一样的**轴突***相互连接，形成神经回路，它们连接处的开关就是**突触**。信息在神经元之间不断传递，形成了想法。例如，"瓶子的图像 + 视觉的记忆 + 奶的气味 + 味道的记忆 + 在旁边的妈妈……"，这些让一个孩子想到他要吃饭。智力发育得越好，大脑中的神经回路就越复杂。当我不知道 15×5 等于多少时，我通过乘法口诀知道了 $10 \times 5 = 50$ 和 $5 \times 5 = 25$，然后把这两项加起来，我就知道 $15 \times 5 = 50 + 25 = 75$。在大脑中，相同的神经回路被用得越多，就越好用。

思考是个体力活

即使人们坐在那里一动不动，复习功课也会让人筋疲力尽。因为大脑十分"贪吃"，虽然体积不大，但消耗的糖分和能量却不少。它能"吃掉"身体内 20% 的氧气，以及 17% 的能量。

* 加粗的词语参考 52 页词汇表。

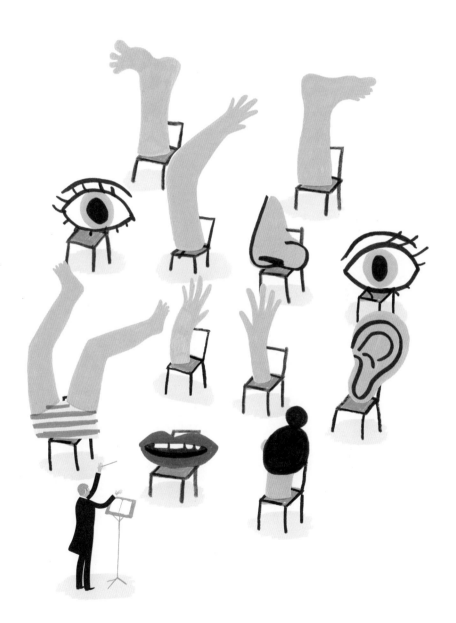

区域的问题

长久以来，人们都认为大脑的每个部分有具体的功能：某个区域负责说话，某个负责数数，某个负责记忆……人们还创造出"大脑沟回"的概念，去解释一些人数学学得非常好的现象。但随着探索的深入，科学家发现大脑的作用比我们认为的更复杂。大脑灰质的某些部分负责身体的行为，有些负责接收和解读我们感知的信息，剩下的部分负责分析和思考。大脑整体像一个交响乐团，每个部分既需要独立"演奏"，又要与其他部分配合，才能共同完成任务。

记忆存储

大脑灰质会存储记忆，而且不会总把记忆放在同一个地方。大脑中到处都是不同的记忆仓库。

大脑只开发了10%？

几十年来，人们普遍认为我们只开发了大脑10%的部分，但科学证明这是错误的。我们不知道这种说法是怎么来的。有些人说这是爱因斯坦的一个玩笑。据说有一次在别人问他为什么这么聪明时，这位著名的物理学家回应，一般人的大脑只开发了10%，而他的大脑只是多开发了一点。

天然兴奋剂

大脑会根据我们的情绪变化来调整功能。当人紧张的时候，身体会产生一种叫皮质醇的物质。当血液中的皮质醇太多，大脑会有些混乱，很难进行思考。这种情况在人冷了、饿了和想去厕所时也会发生。我们的大脑受这些身体不适的情况影响，很难保持思路清晰。我们感到高兴和放松的时候，会更容易集中注意力来学习，记忆力也会提高。

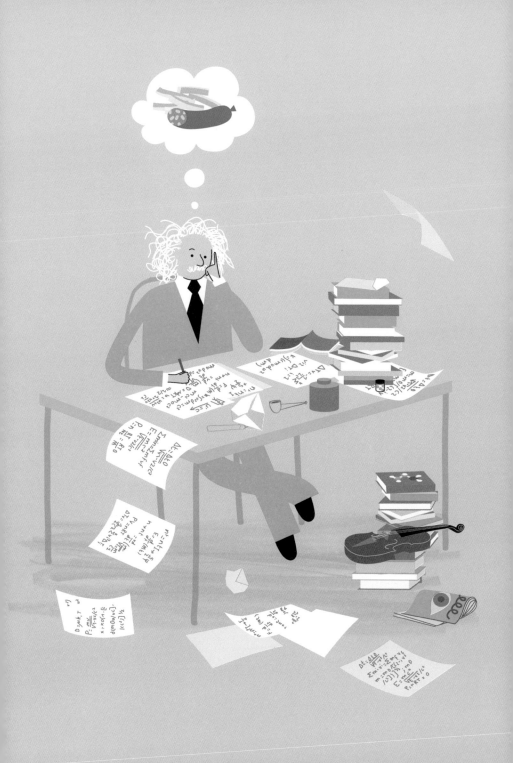

智商有什么用?

一个多世纪以来,科学家一直在试图测试人们的智力水平,但这并不容易。最知名的智力测量方式是计算智能商数,即智商。智商测试包括推理、记忆、语言、反应等多方面的题目。测验需要心理学家的参与,一般持续两个小时,用来了解孩子在学业上遇到困难的原因。

能测试什么?

智商测试不像量身高或者测肺活量那么简单,它试图去评估那些在人们解决问题、变得聪明时,大脑中被用得最多的部分。测试里会设计很多让人头疼的问题,用来检测知识、理解能力、记忆力和辨识方向的能力。这些测试题与学校的考试题不同,它们有点像游戏。测试中有很多不同类型的题目,被测者可能会发现自己在某些方面做得很好,比如记忆或者推理,而在其他方面差一点。

智力分级

智商测验给的分数与学校考试给的不同。每个年龄组的测试结果都分成两种情况,表现好的和差一些的。当我们得到 100 分,就位于两组人中间,恰好是同龄人的**中位数**。虽然人们年龄越大,答题会越熟练,但由于大家都在成长,智商又取决于人们在同龄人中的排名,所以长大后的智商也基本会保持同样的分数。有些心理学家认为智商测验的分数终身不变,有些则认为分数会在几年后发生变化。

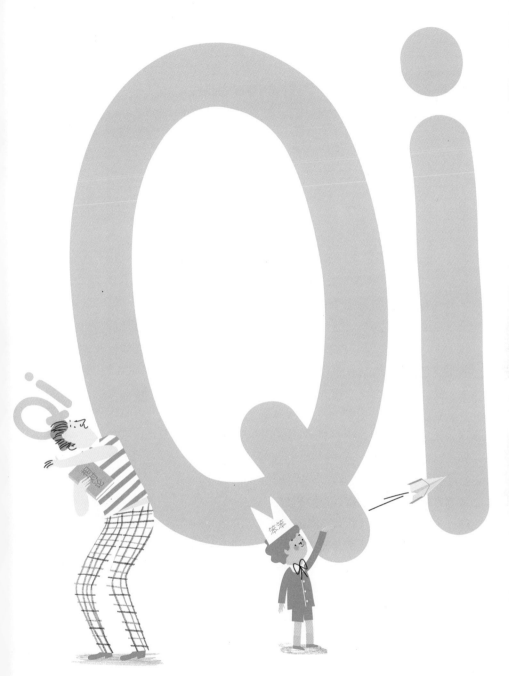

*QI 是法语中智商的简称。——编者注

平均 100 分

大多数人智商测验的分数属于平均水平，主要在 90 到 110 分之间。

在 100 个人中，有 23 个人会得到 110 分以上的成绩，其中：15 个人在 110 到 120 分之间，6 个人在 121 到 130 分之间，2 个人在 130 分以上。

在 100 个人中，有 25 个人会在 90 分以下，其中：17 个人在 80 到 89 分之间，7 个人在 70 到 79 分之间，1 个人在 70 分以下。

人们一般认为 130 分以上的孩子智力早慧，在 70 分以下的孩子有智力缺陷。

补全一系列图形

瑞文标准推理测验是目前世界上最流行的智商测验方法之一，它测量人们通过认识规则去解决问题的能力。这种能力是智力的一个组成部分。在测试中，每一道题由一系列图形组成，被测者需要找到能解释这一系列图形的一条或多条规律（例如：图形越来越大，后面的图形比前面的多加了一道线……）。一旦确定了某种或某些规则，被测者就可以在几个选项中找出正确的图形，补全这个系列。

智商测验能衡量你的全部智力吗？

这些智商测验也受到一些质疑，因为它们不能反映人们的全部智力，并且不适合所有孩子的情况。这些测试注重学校教育需要的词汇、记忆和逻辑能力，但忽视了创造力和社交能力等帮助孩子融入社会的能力。一些心理学家主张，不能再把智商测验当成评定智力的标准。捍卫测验的人则说，它们至少能给出一些数据来反映孩子的思维模式。

在最下面的四个图形中，选择一个补全第三行：

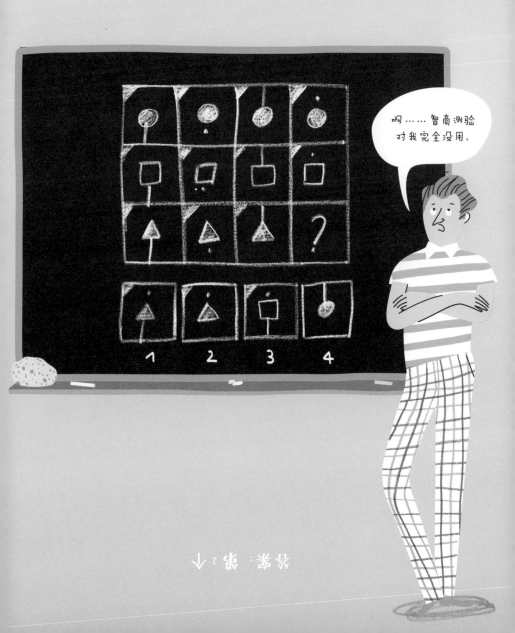

明星的智商

媒体经常会用智商代表智力水平，还会给出明星的智商，比如娜塔莉·波特曼（Nathalie Portman）140 分，莎朗·斯通（Sharon Stone）154 分，马特·达蒙（Matt Damon）160 分。大家对此非常着迷，好像明星们就是凭着高智商取得成功的。很多心理学家不同意这种看法，因为智商测验只是分析思考方式的一种方法，几个分数说明不了问题。

为什么我的分数不高?

一般来说，孩子在学校的成绩差不会是因为智商低，而是另有原因。有测验提供了一系列关于孩子的问题，比如："对新事物好奇或感兴趣吗?""在学校和家里会主动寻求帮助吗?""经常抱怨或者感觉很累吗?"家长们的回答有"总是""有时"或"极少"。测试结果有利于掌握孩子是否沮丧、焦虑、孤独、愤怒、暴躁、自私等。这些情绪和行为变化能解释学生们在学校的表现。

智力是天赋还是后天培养的?

每个人对智力的观点都不同。有些人认为智力是一种天赋，而且只有最有天赋的人才能成功；也有人认为智力是可以提升的，人人都能通过不断努力变得聪明。前一种观点太片面，很长一段时间被用来宣扬只有权贵才能生出聪明孩子，并且打消其他人学习的念头。今天，人们知道可以通过后天的培养和努力提升智力，获得成功。

我家孩子是个天才!

有一些家长十分热衷于给孩子测智商，因为他们相信自己的孩子不同寻常。高智商成为这些感觉良好的家长大肆吹嘘的资本。其实智商测试的分数不仅没什么用，还可能让那些认为自己很聪明的孩子缺乏学习的动力。而且，即使智商超群，学生仍然要努力学习，才能掌握好知识。

猜猜下面
这些人物的智商吧!

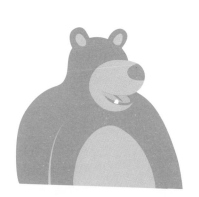

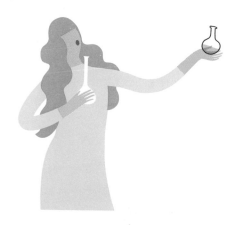

巴鲁熊：_____

居里夫人：_____

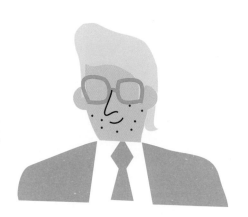

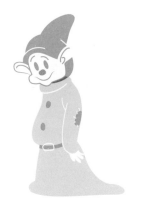

你爸爸：_____

糊涂蛋：_____

分数高就是智商高吗？

学生想在学校取得好成绩，确实需要一点聪明才智，不过一个好学生不一定在所有方面都很出色。有时成绩好的学生想找人一起玩，却没有一个人愿意。我们不能根据学业成绩来判断一个人的智力水平。有些非常聪明的学生，在学校的成绩不是很高，可能是因为他们不喜欢学校的环境，或是缺乏自信，或是与他人相处不开心，或是认为学校的功课没什么用，或是没办法长时间坐着……

谁发明了这些测试题？

最开始测试智商的地方是学校。1882年，法国的义务教育开始普及，接受教育不再是富人家子女的特权。学校开始接收一些没有丝毫读写能力的学生，这些学生学习的效果非常差，于是学校就想知道这究竟是智力问题还是学习时间长短的问题。法国人阿尔弗雷德·比奈（Alfred Binet，1857—1911）发明了智力测试。他根据学校教育要求的基本技能（包括语言、记忆、计算等）提出心理年龄的概念，并测试出孩子的心理年龄。运用这个方法，学校可以从来自贫穷家庭的孩子中挑选出比较聪明的，给他们一定的奖学金，同时也可以因材施教。

爱因斯坦的学校教育

在上高中之前，大科学家阿尔伯特·爱因斯坦（1879—1955）都不是班级里的第一名。他就读的德国小学教育方法十分传统，使他从心理上抗拒学习。在学校里，他擅长数学和物理，不擅长生命科学和语言知识，而且和老师的关

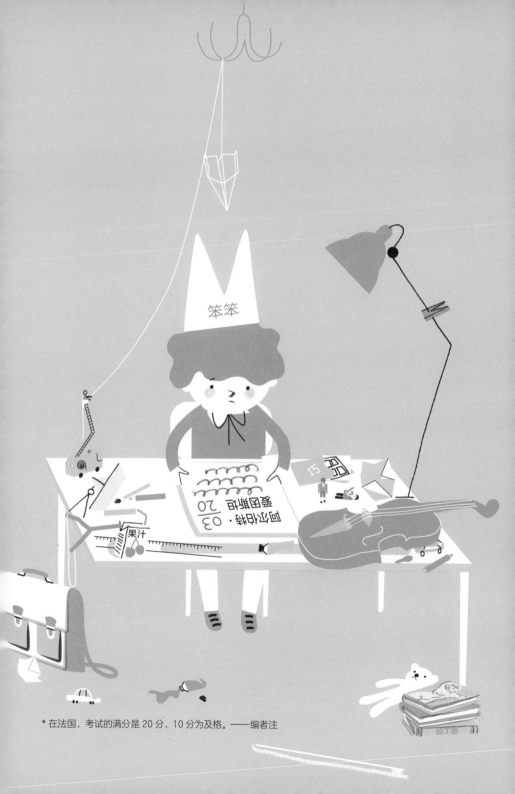

* 在法国，考试的满分是 20 分，10 分为及格。——编者注

系也不好。直到在瑞士的苏黎世上高中，他才开始崭露头角。这所学校注重创新，而且给了学生很多自由空间，正好适合爱因斯坦的学习模式。后来他不断学习、一路钻研，最终获得诺贝尔物理学奖，成为著名的科学家。

缺乏自信会不会影响智力？

教师的关注程度会影响学生的智力吗？一次，心理学家把测试结果混在一起，给那些做得不好的学生打了高分，并把报告交给老师。几个月后，所有的学生再次进行同等水平的测试。前一次答题结果不好的学生，在这次测试中拿到了很好的分数。这是不是因为他们感受到老师的关注，并且对自己更加有信心了？很有可能。

快速反应

有些试题是用来测试智力中速度因素的。例如，有的试题会有好几页，上面画满了各种图案，包括水果、房子、家具、动物等，要求在 1 分钟内找出每一页上的家具。这类题目能够测验人快速找到目标的能力和专注力。

聪明的标志

有些研究声称，一些习惯和特点能说明一个人比别人更聪明，比如是家里的第一个孩子、习惯用左手、有幽默感，或是多愁善感；还有从小会乐器、桌子上乱成一团、睡得少和说脏话。很多聪明人有这些特点，但是心理学家们认为这些研究不够严谨。

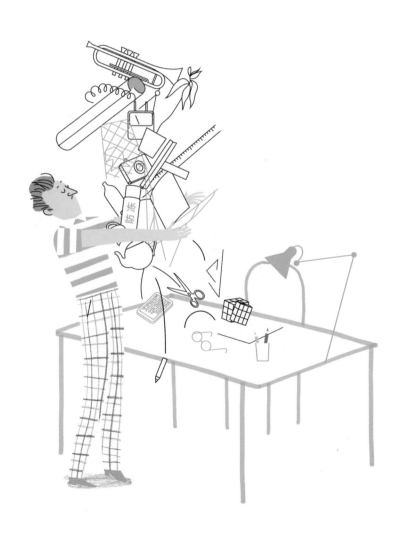

脑袋大是不是更聪明？

人们通常认为聪明的人必须有一个大脑袋，但其实，智力和大脑的大小几乎没有什么关系。脑袋大小和身体大小成比例：身材越高，脑袋越大。尽管男人比女人高一些，脑袋也大一些，男性和女性的智商测验结果却是一样的。毕竟，在所有影响智力的因素中，最关键的是大脑和神经回路的发展程度。

抹香鲸的大脑

和其他动物相比，人类大脑在身体中占的比例非常大，但这不能完全解释人类的智慧。如果我们通过动物大脑与身材的比例评价动物大脑的能力，那么，抹香鲸拥有世界上最聪明的大脑，海豚、鲨鱼和鹦鹉的大脑也很发达，而鹌鹑、鸡和刺猬的大脑最不发达。

权力支配智力

很长一段时间，有权有势的人都想证明自己比别人聪明。于是，他们要求科学家按照一些不切实际的标准，发明能让他们拿到高分的智力测验题。19世纪，美国科学家认为智力高低取决于大脑的大小，但他们的实验却是有漏洞的。实验中，黑人和印第安人的群体里被故意放进了很多年龄小的男生和女生，这导致他们的脑袋比白人群体小很多，智力也比不上成年的白人群体。还有些科学家甚至给那些有钱人编造测试题，证明他们更聪明。这为殖民、奴役和占领土地等不公平的行为提供了借口：有权力的人声称，由于他们更聪明，他们就能够替其他人做决定。

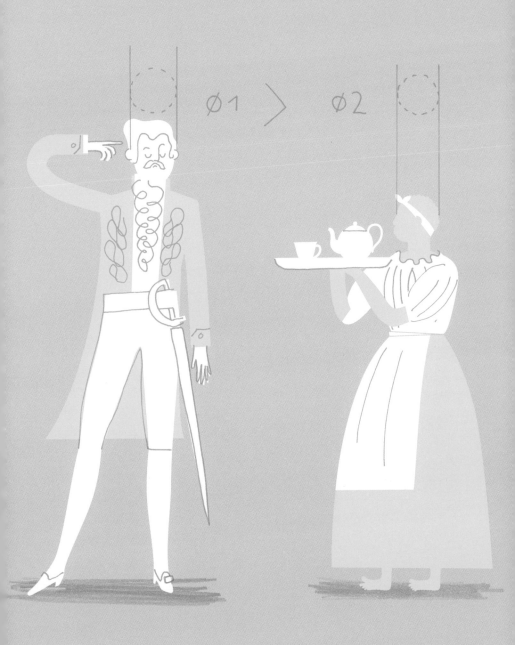

整理信息

大脑中的信息分门别类整理好，我们才能顺利地把不同的信息联系到一起。有一种智力测验，能测试我们看到不同的事物时，找出共同特征的能力。这就像把信息放到不同的"箱子"里，我们需要的时候才能更容易找到。

例如，有的练习要求找出草莓、樱桃和灯笼果的共同点，根据找出的数量，判断得分。正确答案可以是它们都是水果（得1分）；如果进一步描述，可以说它们都是红颜色的水果（得2分）；如果发散思维，还可以说它们都是能做果酱或果冻的红色水果（得3分）。

"大脑袋"间谍

在西方的语言中，智力经常和间谍活动有关系，比如法语和英语中的"智力"（intelligence）一词都有"情报"的意思。在法国，经济情报的任务包括发现人们要干什么，或者去买什么。不过，虽然可以说间谍很聪明，但我们可没办法从脑袋的大小认出这些间谍。

好奇心让人变聪明

孩子对世界越好奇，智力发展得越好。大多数人看到礼物盒，都想知道里面装着什么。如果一个人看到礼物，还想知道礼物是怎么做的，谁发明了这个礼物，为什么要送这个礼物……那这个人一定很聪明。

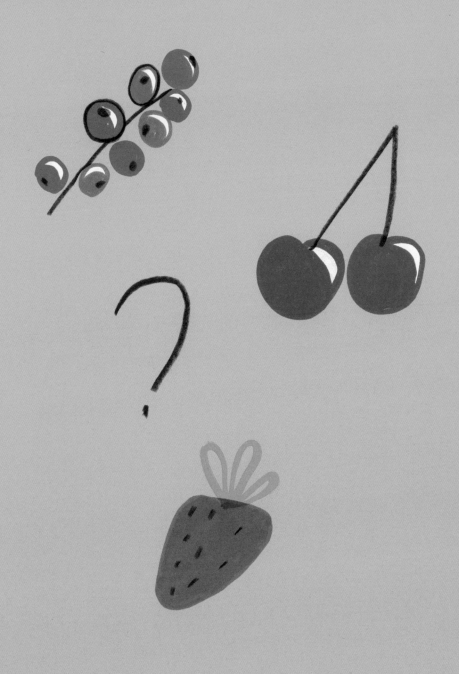

智力只有一种还是有多种？

一些人认为只有一种智力，那就是帮助我们算数、听写、学习历史或音乐的能力。但是，当人们觉得智力是几种能够测量的学习能力（语言、逻辑、记忆……）时，却发现智力还包括许多其他能力。一个美国心理学家甚至总结出了 8 种不同形式的智力，可并不是所有人都同意他的观点。

G 因素

一些科学家认为，所有的智力活动都包含一种普通因素，也就是 G 因素。一般情况下，如果一个孩子擅长某一项智力活动，那他在其他方面的表现也不会差。这表明，存在一种能衡量一个人全部智力水平的智商。G 因素能代表一般智力水平，一般智力还可以再根据不同的功能分为流体智力和晶体智力。流体智力是解决新问题的能力，比如，在无聊的时候把全班的橡皮收集起来，发明一个新游戏。晶体智力是利用已经学习过的知识做新事情的能力，比如利用学习的规则踢足球比赛。

加德纳的 8 种智能

1983 年，美国心理学家霍华德·加德纳（Howard Gardner）提出一种新的理论。由于发现一些脑部损伤的人在某些方面依然具有很出色的能力，他提出了 8 种彼此互不相关的智力形式：

• 语文智能，用来表达观点、理解语言文字。

• 数理逻辑智能，用来推理、理解抽象概念。

• 空间智能，用来感知视觉空间（方向、形状等）。

• 人际智能，用来理解他人。

• 肢体动觉智能，用来控制身体做出动作。

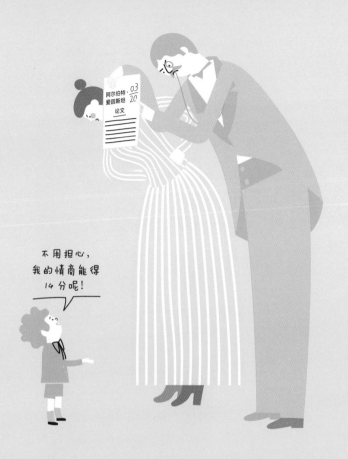

- 内省智能，用来更好地认识自己，发现自己的优点。
- 音乐智能，用来理解音乐。
- 自然智能，用来认识自然环境。

加德纳的理论受到一些人的质疑，那些人认为这8种不是智力的形式，而是来自智力的能力。

情绪智力

20世纪90年代，两个美国科学家提出了情绪智力，也就是情商。情绪智力是感知自己和他人情感的能力，它能帮助人们理解他人，保持良好的人际关系。了解情绪有助于我们调节自己的状态，做出更好的选择。

是不是**知识多**就聪明？

知识确实会帮助我们思考和推理，可是只有一般知识的人称不上聪明。智力还包括快速理解的能力和想象力。研究表明，伟大的思想家都不会一味遵循已经存在的知识法则，而会敢于打破陈规。

学会理解

在理解自然法则时，智力也在提升。一个孩子没有拿稳手里的东西，看到它掉在地上，就知道了重力；吃完糖之后，发现罐子里的糖变少了，就了解了减法。随后，孩子会学到更复杂的事情。当大人把蛋糕分成一样大的 4 份，每一份都是原来的 1/4，孩子就明白了除法。当句子中的主语有几个人或者几件东西时，代词需要加"们"，孩子就理解了复数的概念。智力不仅是一个装知识的瓶子，还包含理解知识和运用知识的能力。

短期还是长期？

学习知识需要不同种类的记忆。短期记忆让人记住短短几分钟之内听到或看到的东西，我们可以记住题目的要求和老师提出的问题，并正确回答。工作记忆保存信息的时间更长一些，我们可以记住在之后的作业中需要多次用到的知识。长期记忆保持的时间更长，最终能形成记忆。人们越频繁地回想一件事，想起来的速度越快，比如人很难忘记经常哼唱的曲调歌词。

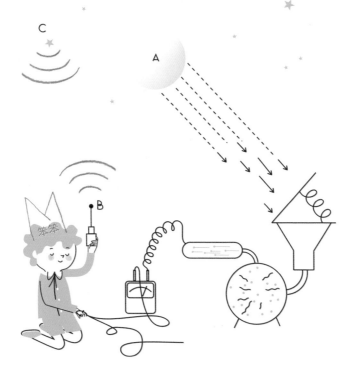

超级记忆

检验记忆力的智力测试，会设置一系列需要记忆的题目。心理学家会告诉我们一组数字，然后让我们按照同样的顺序重复出来，也可能要求按照相反顺序或者从小到大的顺序复述。还有一些图形的练习，题目会给出四幅物体或者动物的图画，然后需要我们在很多图案中把它们找出来。

天才的秘密

当人们谈到爱因斯坦、居里夫人、毕加索和达·芬奇这些著名的天才时，总以为他们有很丰富的知识和很高的智商。但事实却不一定。让莫扎特、乔布斯和曼德拉成为伟人的，不只是他们的智商，还有创造力。天才想的往往和其他人不一样。他们很有创意，才能发明出全新的、非常美的或是很重要的东西——标志着他们的时代的东西。他们还有很强的好奇心、胆识、毅力，还有一点叛逆，他们敢于质疑自己、突破陈规，最终寻找到新的方法。

女孩和男孩一样聪明吗？

根据国际学生评估项目（PISA）的计算结果，在15岁的时候，女孩的学习成绩往往比男孩好。但在智商检测中，她们取得的成绩与男生基本一样。很长一段时间，人们认为女性不如男性聪明，所以在有的国家她们无权在银行单独开户，还没有选举权。这些关于智力的谎言，为男性的性别优势提供了依据。直到今天，这种偏见仍然存在。当美国的研究人员和6岁的孩子提到一个人非常聪明时，多数孩子认为研究人员说的这个人是男性。

毛绒玩具还是乐高积木？

人们常常认为，男孩由于玩汽车玩具和乐高积木，空间想象能力更强，比较了解形状、距离、轨迹和设计图；女生由于经常和毛绒玩具说话，语言能力就更强一些。但在今天，随着平板电脑和电子游戏的增加，男孩和女孩发展的能力变得很相似。

画画还是几何？

一些偏见可能会影响人们在智力测验中的表现。研究者发现，在做几何题时，女孩得到的分数不如男生，但如果把同样的练习用画画的方式呈现出来，女生和男生做得一样好。女孩在几何方面和男孩一样聪明，只是她们觉得自己不够有天赋，变得不够自信，能力没有发挥出来。

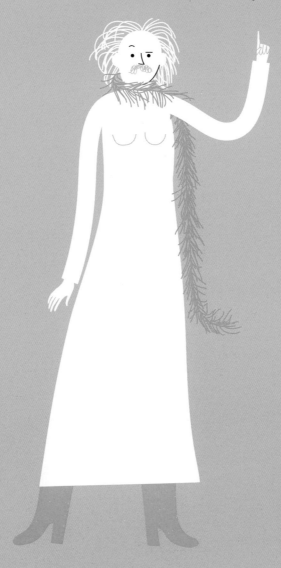

E=MC²

视觉测试

为了测试视觉空间能力，题目会要求找出能构成特定图形的几块图案。比如，给定的图形会被切成四小块，要求我们找出选项中不能拼回原图形的一项。

不断发展的测试

20 世纪 80 年代，学校教育比较注重运动和多样化的形式，于是出现了很多有迷宫、谜题和物体移动的练习。2016 年，测试题根据儿童的需要进行了调整。互联网出现后，人们需要同时记住多个方面信息的能力，因此，测试题更注重记忆力。

因材施教

不论是男孩还是女孩，每个学生都有适合自己的学习方式。正是每个人不同的智力类型，决定了学生在学校里学习动力的多少和各方面表现的好坏。公立学校的教育不一定符合每个人的学习方式。那些没有耐心等到下课的学生，还有不喜欢背诵的学生，可能会选择退学。也有一些学校采取了不同的教学方法，比如蒙台梭利教学法，让学生在学业选择上有更多的自由，也能体验到更丰富的活动。这经常出现在私立学校。

完成图片匹配

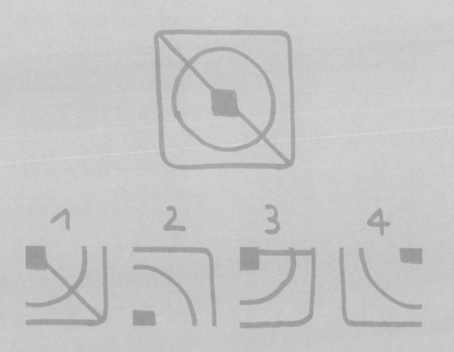

最上面的图片被分成了四个图案，请从第二行的图案中找出哪个不是来自原图。

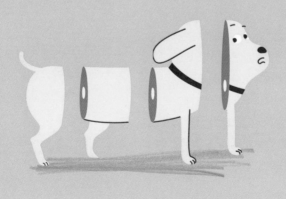

发达国家的小孩智力更高吗？

智力显然和银行里的存款没什么关系，可是富人总觉得自己比别人聪明，而且认为自己是因为智力高，所以能赚很多钱。

发达国家的人也会认为自己比别人懂得多，更聪明。不过，即使发达国家的小孩智力测验分数高，也不一定表明他们智力更高。因为发达国家的科学家发明了测试题目，这些题目往往会更适合自己国家儿童的思考方式。

原版和翻译版

一些国家会根据本国的语言和文化调整智力测验题，因为有时直接翻译不能达到测验效果。比如，英语的测试题会问，一打（a dozen）是多少，答案是十二（twelve）；而在法语中，一打（une douzaine）和十二（douze）两个词的拼写很接近，人们可以直接猜出答案。不同国家的人对一些概念的熟悉程度也不同。美国的试题中，几道题目都提到了"民主"，这在美国是常见的话题，而在别的国家却不是这样。为了使试题更适合自己国家的儿童，出题者需要设计其他问题，比如关于环境的问题。

智力测验的方法是不是各地都一样？

我们每个人生活的社会环境不同，即使孩子们都去上学，他们遇到的环境和问题也不一样。例如，住在森林里的人，需要根据声音和植物辨别方向，却不一定需要阅读能力。如果一个住在森林里的人去城市，他会几乎无法生存；反过来，城市居民在森林中也会完全迷路。同样，西方的智力测验题不适合所有国家。

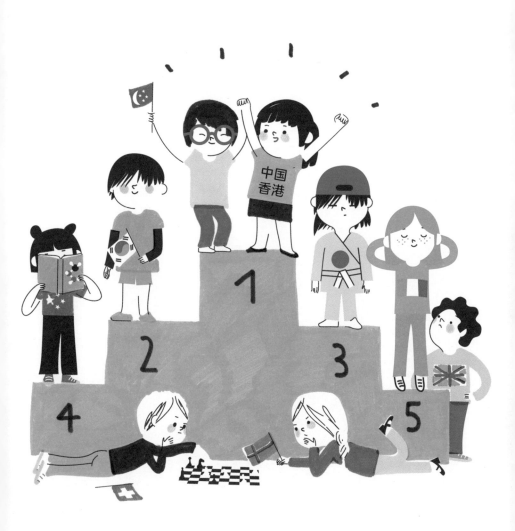

香港人的智商

各地居民智商的平均值，有一个世界排名。这是由两个科学家建立的，一个是英国人理查德·林恩（Richard Lynn），另一个是芬兰人塔图·万哈宁（Tatu Vanhanen）。根据排名，中国香港和新加坡排名第一，然后是韩国、日本和中国。最靠前的欧洲国家是意大利，排在第五名，冰岛和瑞士并列第六，奥地利、挪威、英国等国家并列第七，法国、西班牙、美国等国家并列第九。不过，心理学家认为排名不能说明什么问题。

告诉我你父母挣多少钱，我就知道你的智商

智商有时会和父母的社会地位相关。研究表明，农民和工人的孩子，智商会比中产家庭的孩子少 15 分左右。富裕的家庭中，父母更擅长和孩子交流，会鼓励孩子看书、学习，或者带孩子去旅行，所以，孩子从很小的时候就开发智力。童年时期的教导会提高孩子的智力水平。

不同种族的智商

在美国，一些白人心理学家认为黑人的智商比白人低。在他们的实验中，黑人小孩多数来自贫困家庭，而白人孩子却来自富裕的家庭。富裕家庭的孩子测试分数会更高，所以测试是有问题的，测试结果遭到了很多专家的质疑。还有，美国研究者对美国得克萨斯州的白人和拉美人也做了类似的调查。通常认为白人小孩比拉美小孩聪明，但如果对比来自同样社会环境的孩子，就会发现他们的智商没有差别。就像前面提到的，智商区别来自家庭对孩子的投入，而不是肤色。

互相帮助的力量

在亚洲的很多学校，班级的整体成绩和每个孩子的个人成绩一样重要。成绩好的学生会帮助差一些的学生，来提高整体的水平。学校很少会放弃学习上有困难的学生。同时，在给同学讲题的过程中，好学生也可以温故而知新。因此，在全世界的教育排名中，亚洲的学校名列前茅。

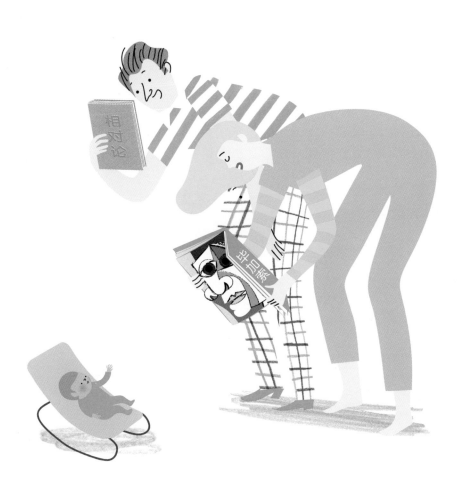

好学生才有更多朋友吗？

只有好的学习成绩，不一定受到欢迎。要是想在周末和朋友玩游戏，或者绘声绘色地讲个故事，你还需要其他智力：适度展示自己，充分了解他人，具有创造力、说服力……这些课堂上不常用的技能，能够让你交到朋友。你可以在课堂上积极活跃，下课后呼朋唤友。不过，许多人只在某一方面比较突出。

理解他人

同理心是一种智力，它意味着设身处地理解他人的感受。通过知道他人的感受，我们能更好地与别人相处，还能根据情况判断应该怎么做，比如鼓励、称赞、劝说、分散注意力等。大家都觉得与具有同理心的同学一起玩，感到很舒服，感觉被人理解。

情商是什么？

同理心是情商的一部分。一些测验会根据人对不同情况的反应，得出情商水平。例如，大家都在操场玩游戏，一个患有脑瘫的孩子却因为没人和他玩，躲在角落里哭。以下几种做法，你会选哪一个呢？

1. 我会提出一些建议，让他改善，这样就有人跟他玩了。
2. 我不会理他。
3. 我会告诉他别哭，这点小事不值得哭。
4. 我会建议他和我玩捉迷藏。

答案 4 是最有同理心的。这样做的话，那个伤心的孩子不仅能和别人玩游戏，其他人看到了，也会愿意参与进来。

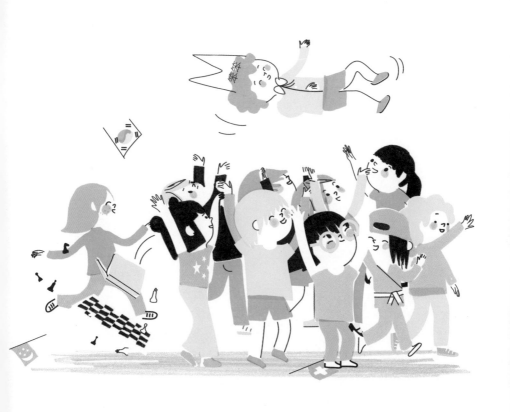

同理心课程

在丹麦，同理心课程是学校教育的一部分。在每周一小时的课程中，学生们一起讨论、互相倾听，还会做小组活动，比如一起做饼干，然后共同品尝，或者共同解决某个问题。

同理心测试

巴伦-科恩（Baron-Cohen）的共情商数量表可以用来测试成人的同理心。题目会给出有不同表情的图片，要求根据表情从四个形容词中选出对应的一项。比如下面这道题：

从四个词语中找出一个描述右边对应的眼神。

• 惊讶、恼怒、天真、高兴。
• 放松、自信、沮丧、厌恶。
• 愤怒、高兴、失望、放松。

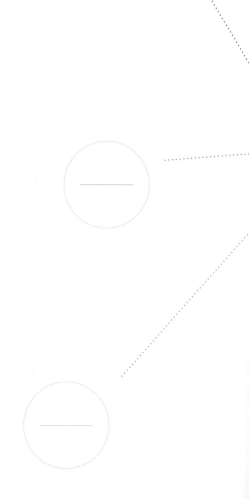

答案：第一幅图神情愉悦，第二幅图沮丧，第三幅图高兴。

38

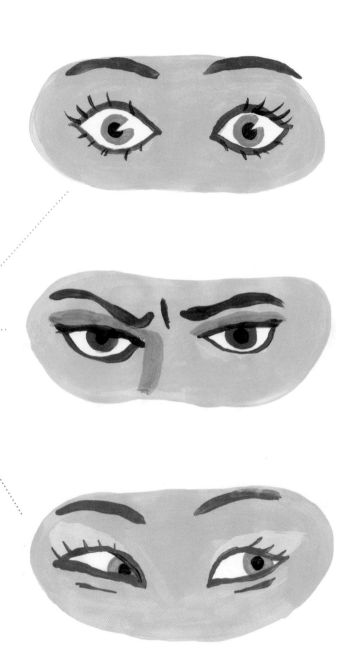

早慧是什么？

一些学生的智商比其他人高。智商超过 130 的学生，会被称为早慧儿童，人们有时叫他们"小天才"，不过现在很少用"神童"这个词。这些早慧儿童的头脑比其他人灵活，学得也比其他人快。他们可能是学校里有一点孤僻、不被人理解的天才。和其他人一样，他们也都是独一无二的。他们无时无刻不对学习保持极大的兴趣。当他们厌倦学校里的学习时，心理学家会建议他们去图书馆、科技俱乐部或者象棋俱乐部，从校外学习中发现更多乐趣。

是不是太敏感？

一些早慧儿童的父母觉得孩子非常敏感，和其他孩子不一样，而且很难找到兴趣相投的朋友。但没有研究表明早慧儿童和别的孩子有什么不同，专家还发现很多早慧的孩子很快乐。人们由于经常听到不好的一面，就认为早慧的孩子一点都不快乐。

在哪个方面早慧？

在法国，智商测试分数超过 130 分的孩子是早慧儿童。在美国和一些亚洲国家，除了智商测试，学校的教育也可以展现出孩子的潜能。通过教育，我们能看出学生比较擅长哪些方面，比如逻辑、词汇、社交、艺术、体育……这些学生有时会接受超常教育。

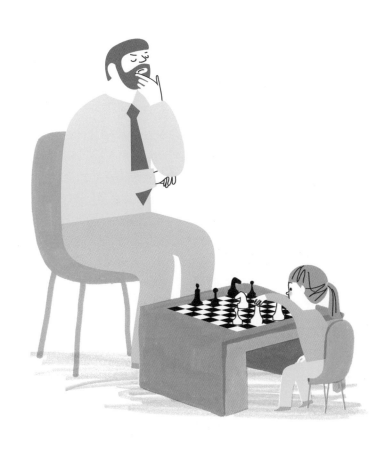

心理学家的秘密

智商测试题要保密，以防被测者提前准备，影响测试结果。只有心理学家有权知道测试题的内容，并且给需要的人进行测试。人们在网上可以找到一些智商测试题，但它们只是一些模拟真正测试的练习，结果并不可靠。而且，这些试题的制定者没有分析过各年龄段的答题情况，就盲目设定了题目难度。

巧克力激励法

有一些智商测验表明，积极性对结果的影响很大。在美国加利福尼亚州，两组5到7岁的儿童参加测试，得到了同样的平均分。几个月后，两组孩子重新测试。其中一组孩子，每答对一道题会得到一块巧克力。这组孩子最终表现得更好，平均分提高了12分。其他测试也表明，这种"巧克力激励法"非常有用，除非孩子智商本来就非常高。

跳不跳级

聪明的孩子学得比同龄人快，一些孩子会因此选择跳级，挑战更难一些的课程，激发学习的积极性；也有一些孩子会留在原来的年级，按部就班地学习。跳级的学生即使能跟上其他同学的学习进度，他们也可能由于心智不够成熟或者年龄的差异，感到很难融入新班级。

自闭症和天才

一些自闭的儿童其实非常有天赋。就像电影《雨人》（Rain Man）里演的，自闭症患者在心里计算纸牌的数目，赢得21点游戏。自闭症不是一种智力缺陷，但是会导致心理问题，并会造成人际交往的问题。自闭症儿童可能智商很高，但自我认知和理解他人的能力比较差。一些患有阿斯伯格综合征（一种自闭症）的孩子非常聪明，他们可能非常擅长数学、音乐或者绘画。

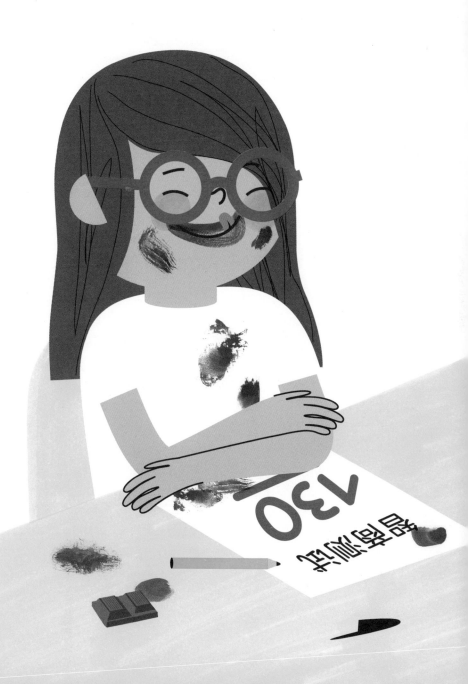

智力是遗传的吗？

智力一部分来自遗传，另一部分取决于后天的培养。游戏、活动和生活环境都会影响智力的发展。

智力能从上一辈传到下一辈吗？

DNA 决定了我们长成什么样。它由数千个基因组成，其中一部分基因记录下长辈的特征。因此，我们才能继承母亲身上的痣，或者爷爷的肤色。很长一段时间，科学家们都认为智力也是通过基因遗传给下一代的。不过，后来他们发现，童年时接受的教育同样对智力发展起了很大作用。即使父母不是很聪明，但如果孩子在小时候就受到教育，开发智力，上学后在学校也会表现得很好。

那到底有没有遗传因素？

怎么知道有一部分智力确实来自遗传呢？这很简单。科学家们调查了许多**同卵双胞胎**的智力，发现同卵双胞胎由于具有相同的基因，他们的智商非常接近，但普通兄弟姐妹的智商没有那么接近。兄弟姐妹的智商又比朋友们的更接近。为了证明这种差别主要来自家庭遗传，而不是童年时期的家庭教育，科学家们又调查了**异卵双胞胎**。异卵双胞胎在童年时期一起成长，进行相同的活动，接受一样的教育，他们的智商比兄弟姐妹的更接近。不过，由于他们没有相同的 DNA，他们的智商还是没有同卵双胞胎的智商那么接近。

我们一起生个孩子该多好啊，像我这么漂亮，像你那么聪明。

不错，但万一是相反的呢？

下一代更聪明吗?

在测试不同年代的美国人时，一名研究者发现，美国下一代的成绩要比上一代好很多。并且，每过 10 年，智商测试的平均分会提高大约 5 分。这种现象在西方其他国家也出现过，所以人们认为，现在这一代人比他们的祖父母要聪明。但是，人们的智商最近却停止增长了。新的研究发现，10 多年来，平均智商一直在下降。从 1999 到 2009 年间，法国人的智商据说下降了 3.8 分。这也许是因为人们接触的有害化学产品越来越多，比如一些塑料瓶、湿巾、化妆品中的**内分泌干扰素**。

动物有智力吗？

无论让狗还是海豚去完成听写，或者计算乘法，都是不可能的。但随着对动物的了解越来越多，人们逐渐发现，它们知道的东西比人类想象的多。鹦鹉能数到 10，黑猩猩能在数字记忆比赛中战胜大学生，可见智力并不是人类独有的。研究动物行为的科学家们也逐渐发现，某些动物具有智力。

像海豚一样聪明

猴子会用一个小树枝把树洞中的昆虫掏出来吃掉，这就是智力的一种表现。海豚在珊瑚丛里穿行的时候，会先在嘴（吻部）前面顶上一块海绵，防止被珊瑚刺伤。章鱼会躲在椰子壳中，逃避海豹的攻击。这些都是动物们的生存智慧。

动物版的智力测验

动物行为学家们发明了一些试题，来测验动物的智力。猜一猜，猴子懂经济学吗？科学家们给猴子设计了一种可以赢得硬币的游戏，又在笼子的另一头放了一台自动售货机。猴子往售货机里投进去一枚硬币，就能得到一块蛋糕。刚开始，猴子每赢得一枚硬币就跑到另一头换蛋糕。后来，它发现攒好几枚硬币再去换蛋糕，可以少跑很多路。它明白了怎么做能更节约体力。

动物的语言

旧金山动物园的大猩猩可可（Koko）学会了手语，并且认识 1000 个单词。圣克鲁斯动物园的海狮里奥（Rio）也能记住很多单词，还能说出它的东西的首字母。美国边境牧羊犬"追击者"（Chaser）学习了 1000 多个单词，并且当主人说出某样东西的名字时，它能迅速地找到这件东西。住在美国的非洲灰鹦鹉亚历克斯（Alex）能回答非常具体的问题，还能数数。

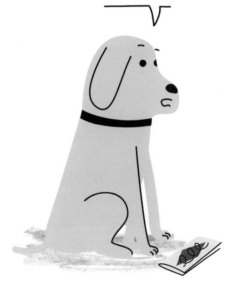

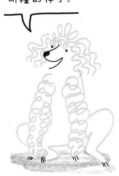

人工智能是什么？

人们经常拿大脑和电脑做比较，不过人脑可比计算机复杂和强大得多。人的大脑可以自行思考，计算机只能按照人们设计的程序来运行。人可以创造新的思维方式，可是电脑只能做一些已经知道怎么做的事情。目前，还没有电脑能和人脑一样聪明。科学家正在发展人工智能（AI），使电脑能模拟人脑的思维方式。不过，这些机器变得越来越聪明也挺可怕的，万一它们有一天控制我们呢？

我的电脑是个好厨师

人工智能区别于一般软件的，是它们的自我改进能力。像普通软件一样，人工智能最开始也在程序的控制下运行，就像根据菜谱做菜一样。它会把各种信息混合在一起，在这样或那样的"锅子"里面"炖"几分钟，然后再把有效信息过滤出来。如果得到的"食物"不够"美味"，人工智能会改进"菜谱"，比如改变"调料"的多少，混合得更快一些，或者"烹饪"的时间更长一些……每次调整一点之后，人工智能还会"尝一尝"，确定"味道"是不是合适。它会尝试各种不同的"配方"和"用量"，花不同的时间去"烹饪"，直

到达到满意的效果。所以，大家会觉得人工智能很聪明。目前还有一些能在最开始就自己发明"菜谱"的人工智能，但它们的效果还不能让人满意。

人工智能是个"大胃王"

电脑和人脑的设计不一样。它会把信息先存在一个地方，然后在需要的时候把信息搬到另一个地方，进行分析处理。结果，所有程序都需要在存储数据的地方和运算的地方之间不停地来回跑，这非常费电。例如，打败过世界围棋冠军的阿尔法狗（人工智能围棋软件），由于需要大量运算，一局棋中耗费的能量是一个真正棋手的 1 万倍。

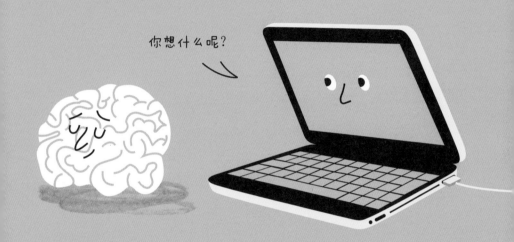

从 2015 年开始，程序设计人员就一直在尝试让人工智能模拟人脑的灰质，并且形成能够储存记忆的神经元。

分解思维

人工智能会模仿人类的智力活动，比如回答问题。我们现在还不知道人脑不停工作的时候，到底怎么能够瞬间完成理解、传递和储存信息的过程。每一刻都会有上千个神经回路在工作。为了模拟这种过程，科学家需要把思维分解成无数个环节，并且给人工智能设置每个环节的程序，以便它选择对应的程序来处理问题。

例如，能打扑克牌的机器人要学会这些：

• 知道手里有什么牌。
• 知道手中的牌能拼成什么组合。
• 知道想要什么牌。
• 决定是否换牌。
• 选择要换的牌。
• 知道别人给了什么牌。
• 判断有了新牌，能打出什么组合。
• 记住对手们都换过多少次牌。
• 根据手中的牌得出获胜率……

聪明的人工智能

在拍摄《星球大战外传：侠盗一号》这部电影的片尾时，曾饰演莱娅公主的女演员由于年龄太大，无法继续出演这个角色。人们就用人工智能仿制了一个数字化的形象，它最后成功扮演了年轻的莱娅。

人工智能可以做很多事情。它们会代替人们开汽车，会代替医生诊断病情，甚至会编曲。它们在检测皮肤癌时，有时比专家都管用。但当它们代替了工厂里的工人，打败了扑克牌高手，甚至发明了互相之间交流的秘密暗号时，这些人工智能就会令人感到恐惧。这就是为什么科学家认为，有必要在人工智能身上装一个它们自己意识不到，只有人类能控制的"停止"按钮。世界上研究人工智能的顶尖公司还在 2017 年召开了会议，共同探讨人工智能发展中的伦理道德问题。

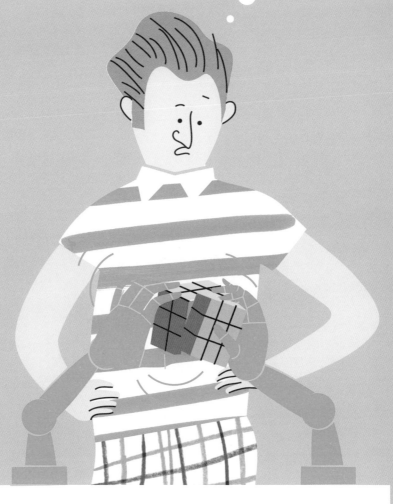
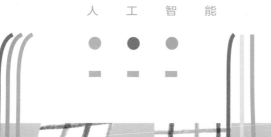

词汇表

轴突：指动物的神经元细胞向外延伸，像管道一样细而长的结构。

突触：指一个神经元和另一个神经元连接的部分，能够实现信息的传递。

中位数：在统计学中，中位数是一组按顺序排列的数据里在中间位置的数，能把数据分成数量相同的两组。

PISA：国际学生评估项目（Program for International Student Assessment）是一项用来检测各国教育情况的国际研究项目，主要考查学生运用知识解决问题的能力。

同卵双胞胎：指来自同一个受精卵，拥有相同基因的双胞胎。

异卵双胞胎：两个卵细胞分别和两个精子结合，形成两个受精卵，发育为基因不同的异卵双胞胎。

内分泌干扰素：这些化学物质与人体分泌的激素非常相似，能够以假乱真。这样，身体会误以为已经有了足够的激素，甚至激素水平已经超出正常值，这时就不会继续分泌激素了。

致谢

感谢研究神经科学和心理学的科学家们，他们用耐心和教导帮助我在智力研究的领域走得更远。

德尔菲娜·巴舍利耶
（ Delphine Bachelier ）
神经心理学家，ECPA 临床项目协调员，临床心理学导师

米谢勒·卡利耶
（ Michèle Carlier ）
艾克斯-马赛大学心理学名誉教授

布鲁诺·多维尔
（ Bruno Dauvier ）
艾克斯-马赛大学心理学讲师

米歇尔·多米
（ Michel Duyme ）
法国国家科学研究院（CNRS）研究主任

吉莱纳·德阿纳-兰贝茨
（ Ghislaine Dehaene-Lambertz ）
CNRS 研究主任，法国国家健康与医学研究院（INSERM）神经影像学发展中心负责人

雅克·格雷瓜尔
（ Jacques Grégoire ）
比利时鲁汶大学心理学教授

朱莉·格罗利耶
（ Julie Grollier ）
CNRS 研究主任，泰雷兹集团实验室主任

雅克·洛特雷
（ Jacques Lautrey ）
巴黎笛卡尔大学心理学名誉教授

奥利维耶·乌利耶
（ Olivier Oullier ）
艾克斯-马赛大学心理学教授

玛丽亚·佩雷拉·达·科斯塔
（ Maria Pereira Da Costa ）
巴黎笛卡尔大学差异心理学讲师

安妮·斯塔维亚斯基
（ Anne Stawiarski ）
认知心理学家

塞德里克·叙厄尔
（ Cédric Sueur ）
斯特拉斯堡大学灵长类学家、伦理学家

菲利普·韦尼耶
（ Philippe Vernier ）
CNRS 研究员，巴黎-萨克雷神经科学研究所主任

罗贝尔·沃亚佐普鲁斯
（ Robert Voyazopoulos ）
特教教师培训中心心理师，APPEA 心理学家协会主任